El libro de esencial de la dieta antiinflamatoria

Recetas de la dieta antiinflamatoria de bajo presupuesto para estirar su dinero mientras alcanza sus objetivos de pérdida de peso

Nicole Magne

ÍNDICE DE CONTENIDOS

INTRODUCCIÓN

Entes de hablar de la dieta antiinflamatoria, hablemos de lo que es la inflamación. La inflamación es el proceso en el que el sistema inmunológico de su cuerpo reacciona a una lesión física o química de una parte del cuerpo. Cuando la inflamación está contenida, no suele ser perjudicial para el organismo. Sin embargo, a veces, cuando se prolonga demasiado o se vuelve demasiado grave, puede dañar los tejidos o causar daños permanentes en sus órganos.

Al reducir la inflamación en el cuerpo, se puede reducir la posibilidad de experimentar dolor y daños por ello. Al reducir la inflamación sistémica, como la asociada al dolor crónico, también se obtienen varios beneficios en general. Estos beneficios incluyen la ralentización o la prevención del proceso de envejecimiento y la regulación de su peso.

Una dieta antiinflamatoria es una dieta rica en verduras, omega-3 y nutrientes esenciales. La dieta está diseñada para equilibrar el sistema inmunológico del cuerpo mediante la inclusión de muchos antioxidantes y otras sustancias naturales que tienen un efecto antiinflamatorio en el cuerpo.

Los alimentos ricos en nutrientes antiinflamatorios son la cebolla roja, la cúrcuma, el ajo, el jengibre, la berenjena, los brotes de alfalfa y los tomates. Incluya también en su dieta el salmón y las sardinas. Otras opciones son la mantequilla de cacahuete, el té verde, las semillas de lino y el aceite de pescado.

Según el Instituto Nacional del Cáncer, la inflamación puede estar causada por una multitud de factores, como el estrés, la mala alimentación, el tabaquismo, la falta de ejercicio e incluso ciertos medicamentos.

Además de proporcionar alivio de muchos problemas de salud diferentes esta dieta es también un excelente programa de pérdida de peso que le ayudará a perder peso más rápido que cualquier otro programa de dieta, ya que regula su apetito.

Aporta muchos beneficios para la salud, además de la pérdida de peso, porque regula el metabolismo del cuerpo y ayuda a frenar los antojos de azúcar.

Hay muchas razones diferentes por las que deberías considerar seguir una dieta antiinflamatoria.

Esta dieta puede ser beneficiosa para cualquier persona que quiera reducir la inflamación en su cuerpo y también perder peso.

La dieta antiinflamatoria es, con mucho, el mejor programa de pérdida de peso que usted puede comenzar a perder peso sin hacer ningún ejercicio y le ayudará a perder más peso que cualquier otro programa de dieta. Una dieta antiinflamatoria es una dieta cetogénica, lo que significa que su cuerpo va a quemar grasa para obtener energía en lugar de carbohidratos.

Ayuda a perder peso porque reduce los niveles de insulina en el cuerpo, lo que reducirá o detendrá los antojos de azúcar.

Una dieta antiinflamatoria es una dieta rica en verduras, omega-3 y nutrientes esenciales. La dieta está diseñada para equilibrar la respuesta inflamatoria del cuerpo mediante la inclusión de muchos antioxidantes y otras sustancias naturales que tienen un efecto antiinflamatorio en el cuerpo.

Los alimentos ricos en nutrientes antiinflamatorios son la cebolla roja, la cúrcuma, el ajo, el jengibre, la berenjena, los brotes de alfalfa y los tomates. Incluya también en su dieta el salmón y las sardinas. Otras opciones son la mantequilla de cacahuete, el té verde, las semillas de lino y el aceite de pescado.

Según el Instituto Nacional del Cáncer, la inflamación puede estar causada por una multitud de factores, como el estrés, la mala alimentación, el tabaquismo, la falta de ejercicio e incluso ciertos medicamentos.

Además de proporcionar alivio de muchos problemas de salud diferentes esta dieta es también un excelente programa de pérdida de peso que le ayudará a perder peso más rápido que cualquier otro programa de dieta, ya que regula su apetito.

Aporta muchos beneficios para la salud, además de la pérdida de peso, porque regula el metabolismo del cuerpo y ayuda a frenar los antojos de azúcar.

Ayuda a perder peso porque reduce los niveles de insulina en el cuerpo, lo que reducirá o detendrá los antojos de azúcar.

La dieta antiinflamatoria es, con mucho, el mejor programa de pérdida de peso que se puede iniciar para perder peso sin hacer ningún ejercicio y le ayudará a perder más peso que cualquier otro programa de dieta.

¿En qué medida afecta la inflamación a su salud?

Si cree que la inflamación es sólo una molestia, ¡piénselo de nuevo! Se calcula que casi la mitad de las enfermedades relacionadas con la salud pueden atribuirse a la inflamación. Los investigadores estiman que más del 90% del envejecimiento está directamente relacionado con la inflamación.

Aunque muchas personas son conscientes de la conexión entre la inflamación y la enfermedad, siguen sin hacer nada al respecto. Esto es un problema porque la inflamación crónica es la causa principal de la mayoría de las enfermedades crónicas, como las enfermedades del corazón, la artritis, el cáncer, la diabetes y otras.

¿Cómo evitar la inflamación?

Puedes evitar la inflamación comiendo alimentos antiinflamatorios todos los días. Estos alimentos deberían constituir la mayor parte de su dieta porque son extremadamente saludables y ayudan a proteger contra la inflamación.

1. Alimentos que reducen la inflamación con vitaminas A y E

La vitamina A es un nutriente muy importante porque desempeña un papel vital en el fortalecimiento del sistema inmunitario, el desarrollo de la vista y la mejora de la salud reproductiva. La vitamina A también puede utilizarse para ayudar a prevenir el cáncer y las enfermedades cardíacas. Es mejor obtener la vitamina A de fuentes naturales como las frutas y las verduras en lugar de utilizar suplementos o multivitaminas que contengan este nutriente.

La vitamina E es otra vitamina natural que ayuda a proteger contra la inflamación. Esta vitamina tiene potentes propiedades antioxidantes y ayuda a mantener sana la vaina protectora de las células nerviosas. Se ha comprobado que la deficiencia de vitamina E es un factor de riesgo para varias afecciones graves, como el cáncer, las enfermedades cardíacas y la enfermedad de Alzheimer.

2. Alimentos que reducen la inflamación con carotenoides

Los carotenoides son pigmentos naturales que dan a las frutas y verduras sus colores rojos, verdes, amarillos y naranjas. Se ha descubierto que estos pigmentos son muy eficaces para proteger contra la inflamación. Algunos ejemplos de carotenoides son el licopeno y el betacaroteno.

3. Alimentos que reducen la inflamación con fibra

La fibra es muy importante para la salud. Ayuda a desintoxicar el cuerpo y a limpiar el tracto digestivo. La fibra también ayuda a estabilizar los niveles de azúcar en la sangre, a reducir los niveles de colesterol y a disminuir el riesgo de enfermedad inflamatoria intestinal. Los alimentos ricos en fibra son la avena, el salvado de trigo, el pan y los cereales integrales, el arroz integral y las verduras como el brócoli y las coles de Bruselas.

4. Alimentos que reducen la inflamación con ácidos grasos Omega-3

Los ácidos grasos omega-3 son extremadamente importantes para la salud. Desempeñan un papel importante en el mantenimiento de la salud de la vista y el cerebro. También ayudan a combatir la inflamación, reduciendo los niveles de presión arterial y de colesterol. Las fuentes más comunes de ácidos grasos omega-3 son el pescado, el aceite de semillas de lino y las nueces.

5. Alimentos que reducen la inflamación con clorofila

La clorofila es un pigmento natural de las plantas que les da su color verde. Tiene poderosas propiedades antiinflamatorias que pueden ayudar a prevenir los síntomas de la artritis y la gota. La clorofila también es muy eficaz para reducir los niveles de presión arterial, así como para evitar que el azúcar en sangre sea demasiado alto o demasiado bajo. La clorofila también es muy eficaz para combatir el daño de los radicales libres y prevenir muchas enfermedades comunes.

6. Alimentos que reducen la inflamación con flavonoides

Los flavonoides son potentes antioxidantes que previenen la inflamación del organismo. Se ha demostrado que ayudan a reducir el riesgo de cáncer, enfermedades cardíacas, artritis y muchas otras afecciones. Muchos alimentos como los arándanos, las manzanas, las grosellas negras y las fresas contienen flavonoides que ayudan a proteger contra la inflamación.

7. Alimentos que reducen la inflamación con fibra

La fibra es un nutriente importante para la salud y hay dos tipos de fibra: soluble e insoluble. La fibra soluble se encuentra en muchos alimentos como la avena, las manzanas, la cebada y las judías. Puede ayudar a reducir los niveles de colesterol y a estabilizar los niveles de azúcar en la sangre. La fibra insoluble se encuentra en los panes integrales, los cereales, las judías, las semillas y las frutas. Este tipo de fibra ayuda a limpiar el tracto digestivo y a eliminar las toxinas a través del intestino grueso.

DESAYUNO

1. Batido de cerezas

Tiempo de preparación: 5 minutos

Tiempo de cocción: 2 minutos

Porciones: 1

Ingredientes:

- ½ taza de cerezas deshuesadas y congeladas
- ½ de 1 Plátano, congelado
- 10 oz. de leche de almendras, sin azúcar
- 1 cucharada de almendras
- 1 remolacha, pequeña y cortada en cuartos

Direcciones:

1. Para preparar este delicioso batido, hay que batir todos los ingredientes en una batidora de alta velocidad durante 3 minutos o hasta que esté suave.
2. Vierta en un vaso para servir y disfrútelo.

Consejo: Si lo desea, puede añadir una remolacha más.

Nutrición: Calorías: 208Kcal Proteínas: 5,2g Hidratos de carbono: 34.4g Grasa: 7.1g

2. Avena de jengibre

Tiempo de preparación: 10 minutos

Tiempo de cocción: 30 minutos

Porciones: 4

Ingredientes:

- ¼ cucharadita de cardamomo molido
- 4 tazas de agua
- ¼ cucharadita de pimienta de Jamaica
- 1 taza de avena cortada con acero
- 1/8 cucharadita de nuez moscada
- 1 ½ cucharadas de canela molida
- ¼ cucharadita de jengibre molido
- ¼ cucharadita de cilantro molido
- Jarabe de arce, si se desea
- ¼ de cucharadita de clavo de olor

Direcciones:

1. En primer lugar, ponga todos los ingredientes en una cacerola grande a fuego medio-alto y remuévalos bien.
2. A continuación, cocínelos de 6 a 7 minutos o hasta que estén cocidos.
3. Una vez terminado, añadir el jarabe de arce.
4. Si lo desea, puede añadirle los frutos secos que desee.
5. Sírvalo caliente o frío.

Consejo: Evita las especias que no prefieras.

Nutrición: Calorías: 175Kcal Proteínas: 6g Carbohidratos: 32g Grasa: 32g

3. Almendras tostadas

Tiempo de preparación: 5 minutos

Tiempo de cocción: 10 minutos

Porciones: 32

Ingredientes:

- 2 tazas de almendras enteras
- 1 cucharada de chile en polvo
- ½ cucharadita de canela molida
- ½ cucharadita de comino molido
- ½ cucharadita de cilantro molido
- Sal y pimienta negra recién molida, al gusto
- 1 cucharada de aceite de oliva virgen extra ecológico

Direcciones:

1. Precaliente el horno a 350 grados F. Forre una bandeja para hornear con papel pergamino.
2. En un tazón, agregue todos los ingredientes y revuélvalos para cubrirlos bien.
3. Colocar la mezcla de almendras en la fuente de horno preparada en una sola capa.
4. Asar durante unos 10 minutos, dándole la vuelta dos veces a la mitad.
5. Retirar del horno y dejar enfriar completamente antes de servir.

6. Puede conservar estas almendras tostadas en un tarro hermético.

Nutrición: Calorías: 62, Grasa: 5g, Carbohidratos: 12g, Proteínas: 2g, Fibra 6g

4. Semillas de calabaza tostadas

Tiempo de preparación: 10 minutos

Tiempo de cocción: 20 minutos

Porciones: 4

Ingredientes:

- 1 taza de semillas de calabaza, lavadas y secas
- 2 cucharaditas de garam masala
- 1/3 de cucharadita de chile rojo en polvo
- ¼ de cucharadita de cúrcuma molida
- Sal, al gusto
- 3 cucharadas de aceite de coco, medido
- ½ cucharada de zumo de limón fresco

Direcciones:

1. Precaliente el horno a 350 grados F.
2. En un cuenco, añada todos los ingredientes excepto el zumo de limón y mézclelos para cubrirlos bien.
3. Transfiera la mezcla de almendras directamente a una bandeja para hornear.
4. Asar unos veinte minutos aproximadamente, dándole la vuelta de vez en cuando.
5. Retirar del horno y dejar enfriar completamente antes de servir.
6. Rociar con zumo de limón recién exprimido y servir.

Nutrición: Calorías: 136 Grasa: 4g, Carbohidratos: 15g, Fibra: 9g, Proteínas: 25g

5. Garbanzos asados

Tiempo de preparación: 10 minutos

Tiempo de cocción: una hora

Raciones: 8-10

Ingredientes:

- 3 tazas de garbanzos enlatados, enjuagados y secos
- 2 cucharadas de levadura nutricional
- 1 cucharada de cúrcuma molida
- ½ cucharadita de ajo en polvo
- Una pizca de pimienta de cayena.
- Sal y pimienta negra recién molida, al gusto
- 2 cucharadas de aceite de oliva virgen extra ecológico

Direcciones:

1. Precalentar el horno a 400 grados F.
2. En un bol, añada todos los ingredientes, excepto el zumo de limón recién exprimido, y mézclelos para cubrirlos bien.
3. Transfiera la mezcla de almendras directamente a una bandeja para hornear.
4. Asar durante aproximadamente 1 hora, dándole la vuelta cada 15 minutos.
5. Retirar del horno y reservar para que se enfríe completamente antes de servir.
6. Rociar con zumo de limón recién exprimido y servir.

Nutrición: Calorías: 190 Grasa: 5g, Carbohidratos: 16g, Fibra: 7g, Proteínas: 12g

6. Palomitas de maíz con especias

Tiempo de preparación: 5 minutos

Tiempo de cocción: 2 minutos

Raciones: 2-3

Ingredientes:

- 3 cucharadas de aceite de coco
- ½ taza de maíz para reventar
- 1 cucharada de aceite de oliva
- 1 cucharadita de cúrcuma molida
- ¼ de cucharadita de ajo en polvo
- Sal, al gusto

Direcciones:

1. En una sartén, derretir el aceite de coco a fuego medio-alto.
2. Añade el maíz para reventar y tapa bien la sartén.
3. Cocinar, agitando la sartén de vez en cuando, durante unos 1-2 minutos o hasta que los granos de maíz empiecen a saltar.
4. Retirar del fuego y pasar directamente a un bol grande resistente al calor.
5. Añadir el aceite de oliva esencial y las especias y mezclar bien.
6. Servir inmediatamente

Nutrición: Calorías: 200, Grasa: 4g, Carbohidratos: 12g, Fibra: 1g, Proteínas: 6g

7. Bocados de pepino

Tiempo de preparación: 15 minutos

Tiempo de cocción: 0 minutos

Porciones: 4

Ingredientes:

- ½ taza de humus preparado
- 2 cucharaditas de levadura nutricional
- ¼-½ cucharadita de cúrcuma molida
- Pizca de pimienta roja de cayena
- Una pizca de sal
- 1 pepino, cortado en diagonal en rodajas de ¼-½ pulgadas de grosor
- 1 cucharadita de semillas de sésamo negro
- Hojas de menta fresca, para decorar

Direcciones:

1. En un bol, mezclar el humus, la cúrcuma, la cayena y la sal.
2. Poner la mezcla de humus en la manga pastelera y ponerla sobre cada rodaja de pepino.
3. Servir adornando con semillas de sésamo y hojas de menta.

Nutrición: Calorías: 203 Grasa: 4g, Carbohidratos: 20g, Fibra: 3g, Proteínas: 8g

8. Buñuelos de espinacas

Tiempo de preparación: 15 minutos

Tiempo de cocción: 5 minutos

Raciones: 2-3

Ingredientes:

- 2 tazas de harina de garbanzos
- ¾ cucharaditas de semillas de sésamo blanco
- ½ cucharadita de garam masala en polvo
- ½ cucharadita de chile rojo en polvo
- ¼ de cucharadita de comino molido
- 2 pizcas de bicarbonato de sodio
- Sal, al gusto
- 1 taza de agua
- 12-14 hojas de espinacas frescas
- Aceite de oliva, para freír

Direcciones:

1. En un bol grande, añada todos los ingredientes excepto las espinacas y el aceite y mézclelos hasta que se forme una mezcla fácil.
2. En una sartén grande, calentar el aceite a fuego medio.
3. Pasar cada hoja de espinacas por la mezcla de harina de garbanzos de manera uniforme y colocarlas en el aceite caliente por tandas.
4. Cocinar, dando la vuelta de vez en cuando, durante unos 3-5 minutos o hasta que se doren por cada lado.

5. Pasar los buñuelos a un plato forrado con papel de cocina.

Nutrición: Calorías: 211 Grasa: 2g, Carbohidratos: 13g, Fibra: 11g, Proteínas: 9g

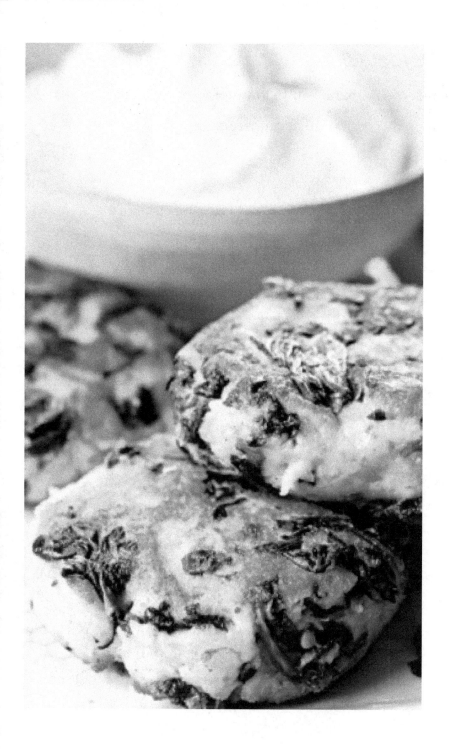

9. Dedos de pollo crujientes

Tiempo de preparación: 15 minutos

Tiempo de cocción: 18 minutos

Raciones: 4-6

Ingredientes:

- 2/3 de taza de harina de almendras
- ½ cucharadita de cúrcuma molida
- ½ cucharadita de pimienta roja de cayena
- ½ cucharadita de pimentón
- ½ cucharadita de ajo en polvo
- Sal y pimienta negra recién molida, al gusto
- 1 huevo
- 1 libra de pechugas de pollo sin piel y sin hueso, cortadas en tiras

Direcciones:

1. Precaliente el horno a 375 grados F. Forre una bandeja para hornear considerable con papel pergamino.
2. En un plato llano, batir el huevo.
3. En otro plato llano, mezclar la harina de almendra y las especias.
4. Cubrir cada tira de pollo con huevo y luego pasarla por la mezcla de especias de manera uniforme.
5. Colocar las tiras de pollo en la bandeja del horno preparada en una sola capa.

6. Hornear durante aproximadamente 16-18 minutos.

Nutrición: Calorías: 236 Grasa: 10g, Carbohidratos: 26g, Fibra: 5g, Proteínas: 37g

10. Croquetas de quinoa y verduras

Tiempo de preparación: 15 minutos

Tiempo de cocción: 9 minutos

Raciones: 12-15

Ingredientes:

- 1 cucharada de aceite de oliva esencial
- ½ taza de guisantes congelados, descongelados
- 2 dientes de ajo picados
- 1 taza de quinoa cocida
- 2 patatas grandes hervidas, peladas y trituradas
- ¼ de taza de hojas de cilantro frescas, picadas
- 2 cucharaditas de comino molido
- 1 cucharadita de garam masala
- ¼ de cucharadita de cúrcuma molida
- Sal y pimienta negra recién molida, al gusto
- Aceite de oliva, para freír

Direcciones:

1. En una sartén, calentar el aceite a fuego medio.
2. Añadir los guisantes y el ajo y saltear durante 1 minuto.
3. Pasar la mezcla de guisantes a un bol grande.
4. Añadir el resto de los ingredientes y mezclar hasta que estén bien combinados.
5. Haga hamburguesas oblongas de igual tamaño con la mezcla.

6. En una sartén grande, calentar el aceite a fuego medio-alto.

7. Añade las croquetas y fríelas durante unos 4 minutos por cada lado.

Nutrición: Calorías: 367 Grasa: 6g, Carbohidratos: 17g, Fibra: 5g, Proteínas: 22g

11. Caballa con limón

Tiempo de preparación: diez minutos

Tiempo de cocción: 15 minutos

Raciones 4

Ingredientes:

- 1 cucharada de cebollino picado
- 2 cucharadas de aceite de oliva
- 4 caballas
- Zumo de 1 limón
- Una pizca de pimienta negra
- Una pizca de sal marina
- Ralladura de 1 limón

Direcciones:

1. Caliente una sartén con el aceite a fuego moderado o alto, ponga la caballa y cocínela durante unos seis minutos por cada lado. Ponga la ralladura de limón, el zumo de limón, el cebollino, la sal y la pimienta y cocine dos minutos más por cada lado. Reparte todo en los platos antes de servir.
2. Que lo disfrutes.

Nutrición: Calorías: 289 Cal, Grasa::20 g, Fibra: 0 g, Carbohidratos: 1 g, Proteínas: 21 g

12. Trucha al limón

Tiempo de preparación: diez minutos

Tiempo de cocción: 20 minutos

Porciones 2

Ingredientes:

- 1 limón
- 1 cucharadita de romero
- 2 dientes de ajo
- 2 cucharadas de alcaparras
- Filetes de trucha de 5 oz.
- 5 cucharadas de mantequilla ghee
- Sal y pimienta al gusto

Direcciones:

1. Precaliente su horno a 400F
2. Pelar el limón, picar los dientes de ajo y cortar las alcaparras
3. Aromatizar los filetes de trucha con sal, romero y pimienta
4. Engrasa una fuente de horno con el aceite y pon el pescado en ella
5. Calentar la mantequilla en una sartén a fuego moderado
6. Poner el ajo y cocinar durante 4-5 minutos hasta que esté dorado
7. Apagar el fuego, poner la ralladura de limón y 2 cucharadas de zumo de limón, remover bien

8. Vierta la salsa de mantequilla y limón sobre el pescado y cubra con las alcaparras
9. Hornear durante 14-15 minutos. Servir caliente

Nutrición: Carbohidratos: 3,1 g , Grasas: 25 g , Proteínas: 15,8 g , Calorías: 302

13. Mezcla de bacalao con lima

Tiempo de preparación: diez minutos

Tiempo de cocción: 15 minutos

Raciones 4

Ingredientes:

- ½ taza de caldo de pollo
- ½ cucharadita de comino molido
- 1 cucharada de aceite de oliva
- 2 cucharadas de zumo de lima
- 2 cucharaditas de cáscara de lima, rallada
- 3 cucharadas de cilantro picado
- 4 filetes de bacalao, sin espinas
- Una pizca de sal y pimienta negra

Direcciones:

1. Poner la olla instantánea en modo Saltear, poner aceite, calentarlo, poner el bacalao y cocinar un minuto por cada lado.
2. Poner el resto de los ingredientes, poner la tapa y cocinar en Alto durante 13 minutos.
3. Suelte la presión de forma natural durante unos diez minutos y reparta la mezcla en los platos antes de servir.

Nutrición: Calorías 187, Grasa: 13,1, Fibra: 0,2, Carbohidratos: 1,6, Proteínas: 16,1

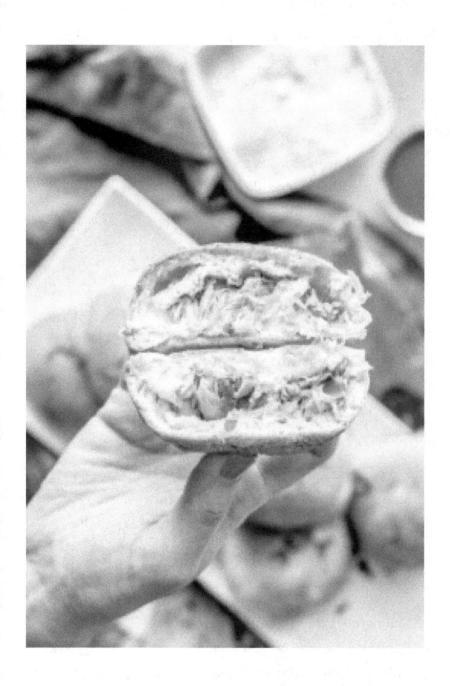

14. Bombas de caballa

Tiempo de preparación: 15 minutos

Tiempo de cocción: diez minutos

Raciones 4

Ingredientes:

- ¼ de taza de espinacas picadas
- ½ cucharadita de tomillo
- 1 huevo batido
- 1 cucharadita de copos de chile
- 1 cucharadita de ajo picado
- 1 cucharadita de mostaza
- 1 cucharadita de sal
- 1 cebolla blanca, pelada y cortada en dados
- 1/3 de taza de harina de almendra
- 10 onzas de caballa picada
- 4 cucharadas de aceite de coco

Direcciones:

1. Poner la caballa en la licuadora o en el procesador de alimentos y pulsar hasta que la textura sea suave.
2. En un recipiente, mezclar la cebolla con la caballa.
3. Poner el ajo, la harina, el huevo, el tomillo, la sal y la mostaza, remover bien.
4. Poner los copos de chile y mezclar la mezcla hasta obtener una masa homogénea.
5. Poner las espinacas y remover.
6. Calentar una sartén a fuego moderado y poner el aceite.

7. Dar forma a la mezcla de pescado en bombas de 1½ pulgadas de diámetro.
8. Poner las bombas en una sartén y cocinarlas durante cinco minutos por todos los lados.
9. Pasar a papel de cocina, escurrir la grasa y servir.

Nutrición: Calorías 318, Carbohidratos: 3,45g, Grasas: 26,5g, Proteínas: 20,1g

15. Solomillo salteado simplemente

Tiempo de preparación: 2 minutos

Tiempo de cocción: 8 minutos

Porciones: 6

Ingredientes:

- 6 filetes de tilapia
- 2 cucharadas de aceite de oliva
- 1 pieza de limón, zumo
- Sal y pimienta al gusto
- ¼ de taza de perejil o cilantro picado

Direcciones:

1. Saltear los filetes de tilapia con aceite de oliva en una sartén mediana a fuego medio. Cocine durante 4 minutos por cada lado hasta que el pescado se desmenuce fácilmente con un tenedor.
2. Añadir sal y pimienta al gusto. Verter el zumo de limón a cada filete.
3. Para servir, espolvorear los filetes cocidos con perejil o cilantro picado.

Nutrición: Calorías: 249 Cal Grasas: 8,3 g Proteínas: 18,6 g Carbohidratos: 25,9 g Fibra: 1 g

16. Calabacín y pollo en el clásico salteado de Santa Fe

Tiempo de preparación: 5 minutos

Tiempo de cocción: 15 minutos

Raciones: 2

Ingredientes:

- 1 cucharada de aceite de oliva
- 2 pechugas de pollo en rodajas
- 1 cebolla pequeña, cortada en dados
- 2 dientes de ajo, picados 1 calabacín, cortado en dados
- ½ taza de zanahorias ralladas
- 1 cucharadita de pimentón ahumado 1 cucharadita de comino molido
- ½ cucharadita de chile en polvo ¼ de cucharadita de sal marina
- 2 cucharadas de zumo de lima fresco
- ¼ de taza de cilantro, recién picado
- Arroz integral o quinoa, al momento de servir

Direcciones:

1. Saltear el pollo con aceite de oliva durante unos 3 minutos hasta que el pollo se dore. Reservar.
2. Utiliza el mismo wok y añade la cebolla y el ajo.
3. Cocinar hasta que la cebolla esté tierna.
4. Añade las zanahorias y los calabacines.
5. Remover la mezcla y seguir cocinando durante un minuto.

6. Añade todos los condimentos a la mezcla y remueve para que se cocine durante otro minuto.
7. Vuelva a poner el pollo en el wok y vierta el zumo de lima.
8. Remover para cocinar hasta que todo se cocine.
9. Para servir, coloque la mezcla sobre el arroz cocido o la quinoa y cubra con el cilantro fresco picado.

Nutrición: Calorías: 191 Grasas: 5,3g Proteínas: 11,9g Carbohidratos: 26,3g Fibra: 2,5g

17. Filete de pescado con costra de queso crujiente

Tiempo de preparación: 5 minutos

Tiempo de cocción: 10 minutos

Porciones: 4

Ingredientes:

- ¼ de taza de pan rallado integral
- ¼ de taza de queso parmesano rallado
- ¼ de cucharadita de sal marina ¼ de cucharadita de pimienta molida
- 1 cucharada de aceite de oliva 4 filetes de tilapia

Direcciones:

1. Precaliente el horno a 375°F.
2. Incorpore el pan rallado, el queso parmesano, la sal, la pimienta y el aceite de oliva en un bol.
3. Mezclar bien hasta que esté bien mezclado.
4. Cubra los filetes con la mezcla y colóquelos en una bandeja para hornear ligeramente rociada.
5. Colocar la plancha en el horno.
6. Hornear durante 10 minutos hasta que los filetes se cocinen y se doren.

Nutrición: Calorías: 255 Grasas: 7g Proteínas: 15,9g Carbohidratos: 34g Fibra: 2,6g

18. Jambalaya de camarones salteados

Tiempo de preparación: 15 minutos

Tiempo de cocción: 30 minutos

Porciones: 4

Ingredientes:

- Gambas medianas de 10 onzas, peladas
- ¼ taza de apio picado ½ taza de cebolla picada
- 1 cucharada de aceite o mantequilla ¼ de cucharadita de ajo picado
- ¼ de cucharadita de sal de cebolla o sal marina
- 1/3 de taza de salsa de tomate ½ cucharadita de pimentón ahumado
- ½ cucharadita de salsa Worcestershire
- 2/3 de taza de zanahorias picadas
- 1¼ tazas de salchicha de pollo, precocinada y cortada en dados
- 2 tazas de lentejas, remojadas durante la noche y precocidas
- 2 tazas de quimbombó picado
- Una pizca de pimienta roja machacada y pimienta negra
- Queso parmesano rallado para cubrir (opcional)

Direcciones:

1. Saltear las gambas, el apio y la cebolla con aceite en una sartén a fuego medio-alto durante cinco minutos, o hasta que las gambas adquieran un color rosado.

2. Añade el resto de los ingredientes y saltea más durante 10 minutos, o hasta que las verduras estén tiernas.
3. Para servir, repartir la mezcla de jambalaya en partes iguales en cuatro cuencos.
4. Cubra con pimienta y queso, si lo desea.

Nutrición: Calorías: 529 Grasas: 17,6g Proteínas: 26,4g Carbohidratos: 98,4g Fibra: 32,3g

CENA

19. Salmón tierno en salsa de mostaza

Tiempo de preparación: 10 minutos

Tiempo de cocción: 20 minutos

Raciones: 2

Ingredientes:

- 5 cucharadas de eneldo picado
- 2/3 c. de crema agria
- Pimienta.
- 2 cucharadas de mostaza de Dijon
- 1 cucharadita de ajo en polvo
- Filetes de salmón de 5 oz.
- 2-3 cucharadas de zumo de limón

Direcciones:

1. Mezclar la crema agria, la mostaza, el zumo de limón y el eneldo.
2. Sazone los filetes con pimienta y ajo en polvo.
3. Coloque el salmón en una bandeja de horno con la piel hacia abajo y cúbralo con la salsa de mostaza preparada.
4. Hornear durante 20 minutos a 390°F.

Nutrición: Calorías: 318, Grasa: 12 g, Carbohidratos: 8 g, Proteínas: 40,9 g, Azúcares: 909,4 g, Sodio: 1,4 mg

20. Puerros braseados, coliflor y corazones de alcachofa

Tiempo de preparación: 10 minutos

Tiempo de cocción: 10 minutos

Porciones: 4

Ingredientes:

- 2 cucharadas de aceite de coco
- 2 dientes de ajo picados
- 1 ½ taza de corazones de alcachofa
- 1 ½ tazas de puerros picados
- 1 ½ tazas de flores de coliflor

Direcciones:

1. Calentar el aceite en una sartén a fuego medio-alto.
2. Añadir el ajo y rehogar durante un minuto. Añadir las verduras y remover constantemente hasta que las verduras estén cocidas.
3. Servir con pollo asado, pescado o cerdo.

Nutrición: Calorías: 111 Grasas: 1g Hidratos de carbono:1 3g Proteínas: 3g Azúcar: 2g Fibra: 4g

21. Guiso de vieiras

Tiempo de preparación: 10 minutos

Tiempo de cocción: 20 minutos

Porciones: 4

Ingredientes:

- 2 puerros picados
- 2 cucharadas de aceite de oliva
- 1 cucharadita de jalapeño picado
- 2 cucharaditas de ajo picado
- Una pizca de sal y pimienta negra
- ¼ de cucharadita de canela molida
- 1 zanahoria picada
- 1 cucharadita de comino molido
- 1½ tazas de tomates picados
- 1 taza de caldo de verduras
- 1 libra de camarones, pelados y desvenados
- 1 libra de vieiras
- 2 cucharadas de cilantro picado

Direcciones:

1. Calienta una olla con el aceite a fuego medio, añade el ajo y los puerros, remueve y cocina durante 7 minutos. Añade el jalapeño, la sal, la pimienta, la cayena, las zanahorias, la canela y el comino, remueve y cocina 5 minutos más.

2. Añade los tomates, el caldo, las gambas y las vieiras, remueve, cocina 6 minutos más y reparte en cuencos, espolvorea el cilantro por encima y sirve.
3. Que lo disfrutes.

Nutrición: Calorías: 251 Cal Grasa 4 g Fibra: 4 g Carbohidratos: 11 g Proteína: 17 g

22. Pescado al horno picante

Tiempo de preparación: 5 minutos

Tiempo de cocción: 15 minutos

Porciones: 5

Ingredientes:

- 1 cucharada de aceite de oliva
- 1 cucharadita de condimento sin sal
- 1 libra de filete de salmón

Direcciones:

1. Precaliente el horno a 350F.
2. Rociar el pescado con aceite de oliva y el condimento.
3. Hornear durante 15 minutos sin tapar.
4. Cortar y servir.

Nutrición: Calorías: 192, Grasa: 11 g, Carbohidratos: 14,9 g, Proteínas: 33,1 g, Azúcares: 0,3 g, Sodio: 505,6 mg

23. Ambrosía de aguacate y salmón en capas al limón

Tiempo de preparación: 10 minutos

Tiempo de cocción: 0 minutos

Porciones: 4

Ingredientes:

- Para la ensalada de aguacate y salmón:
- 6 onzas de salmón salvaje
- 1 aguacate, sin hueso, pelado y cortado en dados
- 2 tazas de ensaladas verdes sueltas
- ½ taza de queso Monterey Jack reducido en grasas, rallado
- ¾ de taza de tomate picado
- 1 cucharada de zumo de limón recién exprimido
- Para el aderezo de limón:
- 1 cucharada de zumo de limón recién exprimido
- 1 cucharada de aceite de oliva extra virgen
- 1 cucharadita de miel
- 1/8 de cucharadita de sal Kosher o marina
- 1/8 de cucharadita de pimienta negra
- ½ cucharadita de mostaza de Dijon
- Tarros de 4 unidades

Direcciones:

1. Combine y bata todos los ingredientes del aderezo, excluyendo el aceite de oliva, en un tazón pequeño. Mezclar bien.

2. Rocíe poco a poco el aceite en la mezcla del aderezo, y siga batiendo mientras lo vierte.

3. Vierta el aderezo para distribuirlo uniformemente en cada frasco. Distribuya uniformemente en cada tarro cantidades similares de los siguientes ingredientes en este orden: tomates en dados, queso, aguacate, salmón y lechuga.

4. Asegura cada tarro con su tapa y enfría los tarros en la nevera hasta que estén listos para servir.

Nutrición: Calorías: 267 Cal Grasa: 7,4 g Proteínas: 16,6 g Carbohidratos: 38,1 g Fibra: 4,8 g

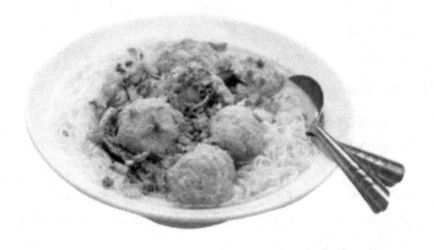

24. Bolas de pescado al vapor

Tiempo de preparación: 5 minutos

Tiempo de cocción: 25 minutos

Raciones: 2

Ingredientes:

- 2 huevos batidos
- 2 cucharadas de arroz enjuagado y cocido
- La sal.
- 10 oz. de filetes de pescado blanco picados

Direcciones:

1. Combinar el pescado picado con el arroz.
2. Añadir los huevos, sazonar con sal y remover bien.
3. Formar las bolas. Colocarlas en una cesta de vapor.
4. Coloque la cesta en una olla con 1 pulgada de agua.
5. Cocer al vapor, tapado, durante 25 minutos o hasta que esté blando.

Nutrición: Calorías: 169, Grasa: 4,3 g, Carbohidratos: 1,1 g, Proteínas: 5,3 g, Azúcares: 0 g, Sodio: 173,1 mg

25. Verduras asadas con polenta

Tiempo de preparación: 5 minutos

Tiempo de cocción: 25 minutos

Porciones: 6

Ingredientes:

- 2 cucharaditas de orégano
- 10 aceitunas maduras picadas
- 6 tomates secos envasados, remojados en agua para rehidratarlos, escurridos y picados
- 2 tomates ciruela o romanos, cortados en rodajas
- 10 onzas de espinacas congeladas, descongeladas
- ¼ de cucharadita de pimienta negra molida
- 2 cucharaditas de margarina sin trans
- 1 ½ tazas de polenta gruesa
- 6 tazas de agua
- 2 cucharadas + 1 cucharadita de aceite de oliva virgen extra
- 1 pimiento rojo dulce, sin semillas, sin corazón y cortado en trozos
- 6 champiñones medianos, cortados en rodajas
- 1 calabacín verde pequeño, cortado en rodajas de ¼ de pulgada
- 1 calabacín amarillo pequeño, cortado en rodajas de ¼ de pulgada
- 1 berenjena pequeña, pelada y cortada en rodajas de ¼ de pulgada

Direcciones:

1. Engrase una bandeja para hornear y una fuente de horno de 12 pulgadas, coloque la rejilla del horno a 4 pulgadas de la fuente de calor y precaliente la parrilla.

2. Con 1 cucharada de aceite de oliva, pincelar el pimiento rojo, los champiñones, el calabacín y la berenjena. Colóquelos en la bandeja para hornear preparada en una sola capa. Poner en la parrilla y asar a baja temperatura.

3. Dar la vuelta y volver a pincelar con aceite las verduras después de 5 minutos. Continúe asando hasta que las verduras estén ligeramente doradas y tiernas.

4. Lavar y escurrir las espinacas. Reservar.

5. Precaliente el horno a 350oF.

6. Poner agua a hervir en una cacerola mediana.

7. Batir la polenta y bajar el fuego a fuego lento. Durante 5 minutos, cocine y remueva.

8. Cuando la polenta ya no se pegue a la sartén, añadir 1/8 de cucharadita de pimienta y la margarina. Mezcle bien y apague el fuego.

9. Repartir uniformemente la polenta en la base de la fuente de horno preparada. Pincelar la parte superior con aceite de oliva y hornear durante diez minutos.

10. Cuando esté hecha, sacar la polenta del horno y mantenerla caliente.

11. Con toallas de papel eliminar el exceso de agua de las espinacas. Coloque las espinacas sobre la polenta, seguidas de los tomates en rodajas, las aceitunas, los tomates secos y las verduras asadas. Sazone con el resto de la pimienta y hornee durante otros 10 minutos.
12. Retirar del horno, cortar en porciones iguales y disfrutar.

Nutrición: Calorías 135 Grasa 2g Carbohidratos: 27g Proteínas 5g Fibra: 6g

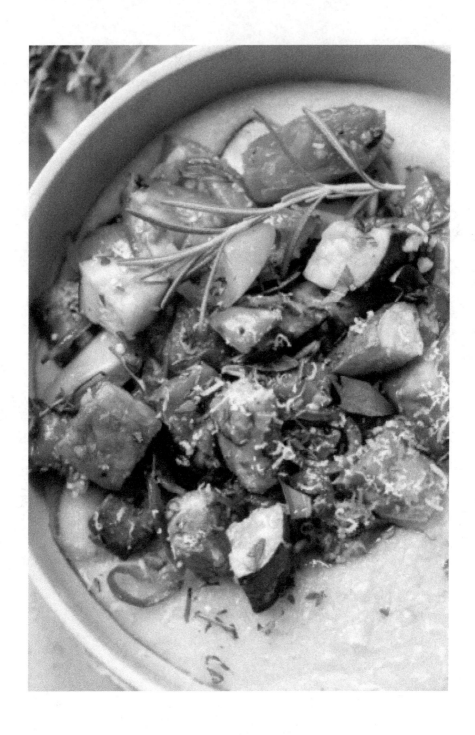

26. Salteado de brócoli y sésamo

Tiempo de preparación: 10 minutos

Tiempo de cocción: 8 minutos

Porciones: 4

Ingredientes:

- 2 cucharadas de aceite de oliva virgen extra
- 1 cucharadita de aceite de sésamo
- 4 tazas de ramilletes de brócoli
- 1 cucharada de jengibre fresco rallado
- ¼ de cucharadita de sal marina
- 2 dientes de ajo picados
- 2 cucharadas de semillas de sésamo tostadas

Direcciones:

1. En una sartén grande antiadherente a fuego medio-alto, calentar el aceite de oliva y el aceite de sésamo hasta que brillen.
2. Añadir el brócoli, el jengibre y la sal. Cocinar de 5 a 7 minutos, removiendo frecuentemente, hasta que el brócoli comience a dorarse.
3. Añadir el ajo. Cocinar durante 30 segundos, removiendo constantemente.
4. Retirar del fuego y añadir las semillas de sésamo.

Nutrición: Calorías: 134 Grasas: 11g Carbohidratos: 9g Azúcar: 2g

27. Puré cremoso de coliflor y chirivía

Tiempo de preparación: 4 minutos

Tiempo de cocción: 25 minutos

Porciones: 5

Ingredientes:

- 1 Coliflor de tamaño medio
- 2 Chirivías
- 2 cucharadas de aceite de oliva virgen extra
- 1/2 cucharada de sal
- 1/2 cucharada de zumo de limón
- 1 cucharada de pimienta negra
- 5/6 dientes de ajo asados

Direcciones:

1. Cortar las verduras en trozos pequeños.
2. Hervirlas de 10 a 15 minutos a temperatura media hasta que estén tiernas al pincharlas.
3. Escurrir el agua y triturarlas en una batidora.
4. Añadir el resto de los ingredientes con el puré y batir hasta que la mezcla esté suave como la mantequilla.
5. Añade agua y añade sal si es necesario, asegurándote de que la masa no esté demasiado espesa o líquida y sirve.

Nutrición: Calorías: 72 kcal Hidratos de carbono: 12 g Grasa: 0,8 g Proteína: 3,7 g

28. Carne de res salteada con ajo y chile

Tiempo de preparación: 5 minutos

Tiempo de cocción: 10 minutos

Raciones: 2

Ingredientes:

- 200 g de filete de ternera (en rodajas)
- 150 g de Gai Lan (cortado)
- 1 guindilla roja mediana (sin semillas, picada)
- 1 cucharada de aceite de sésamo
- 4 dientes de ajo grandes (picados)
- Salsa de soja
- Aceite de sésamo tostado
- Cinco especias chinas

Direcciones:

1. Sazonar la carne con salsa de soja y especias.
2. Sofreír el ajo en aceite de sésamo antes de añadir la carne.
3. Añada el gai lan y el chile, y fríalo hasta que se marchite.
4. Servir con un poco de salsa de soja ligera, sal y aceite de sésamo.

Nutrición: Calorías: 192 kcal, Carbohidratos: 2 g, Grasa: 8 g Proteína: 29 g

29. Bruschetta

Tiempo de preparación: 10 minutos

Tiempo de cocción: 20 minutos

Porciones: 5

Ingredientes:

- Pan integral - 10 rebanadas
- Aceite de oliva virgen extra - 4 cucharaditas, divididas
- Sal marina - 0,25 cucharadita
- Ajo picado - 2 dientes
- Vinagre balsámico - 1 cucharada
- Albahaca, fresca, picada - 0,33 taza
- Parmesano rallado - 0,25 taza
- Tomates romanos, sin semillas y cortados en dados - 8
- Pimienta negra molida - 0,25 cucharadita

Direcciones:

1. En una fuente de cocina, prepare la cobertura para su bruschetta combinando los tomates, el parmesano, la albahaca, el ajo, la sal marina, el balsámico, una cucharadita de aceite de oliva y la pimienta negra. Una vez combinados, cubra la fuente de cocina y colóquela en la nevera para que se marine mientras pasa al siguiente paso.

2. Caliente una sartén para la bruschetta a fuego medio en su cocina, o puede utilizar una parrilla de gas a fuego

medio o una parrilla de carbón hasta que las brasas hayan palidecido.

3. Mientras se calienta la parrilla, corte cada rebanada de pan por la mitad, de modo que queden veinte trozos pequeños en lugar de diez grandes. Con una brocha de pastelería, utilice la cucharada restante de aceite de oliva para pincelar las rebanadas de pan por ambos lados.

4. Ase ambos lados del pan de bruschetta hasta que se tueste con marcas visibles de la parrilla y luego retírelo, añada sus coberturas de bruschetta frías y sirva inmediatamente.

Nutrición: Calorías: 91 kcal, Proteínas: 4,6 g, Grasas: 2,51 g, Carbohidratos: 13.88 g

30. Ensalada de col morada con quinoa y edamame

Tiempo de preparación: 5 minutos

Tiempo de cocción: 2 minutos

Porciones: 8

Ingredientes:

- ½ taza de quinoa seca
- 1 bolsa (10 onzas) de edamame congelado sin cáscara
- 1 taza de caldo de verduras
- ¼ de taza de tamari reducido en sodio
- ¼ de taza de mantequilla de almendra natural
- 3 cucharadas de aceite de sésamo tostado
- ½ cucharadita de polvo de stevia pura
- 1 cabeza de col morada, descorazonada y picada

Direcciones:

1. Coloca la quinoa, el edamame y el caldo en la olla interior de tu Instant Pot. Cocina en 2 minutos.
2. Bate el tamari, la mantequilla de almendras, el aceite de semillas de sésamo y la stevia en un bol pequeño. Reservar.
3. Desmenuza la quinoa con un tenedor y pasa la mezcla a un bol grande. Deje que la quinoa y el edamame se enfríen y, a continuación, añada la col morada al bol y mézclela.

4. Poner el aderezo y volver a mezclar. Servir.

Nutrición: Calorías 220 Grasas: 11g Proteínas: 10g Sodio: 313mg Fibra: 7g Carbohidratos: 21g Azúcar: 5g

31. Palitos de tostadas francesas

Tiempo de preparación: 10 minutos

Tiempo de cocción: 10 minutos

Raciones: 2

Ingredientes:

- ½ cucharadita de nuez moscada molida
- 1 cucharadita de extracto de vainilla
- 1 cucharadita de canela
- ¼ de taza de leche de almendras
- 4 rebanadas de pan, cortadas en barras

Direcciones:

1. Forre la cesta de la freidora de aire con papel pergamino.
2. Precaliente su freidora de aire a 360 grados F.
3. Combine todos los ingredientes, excepto los palitos de pan, en un bol.
4. Sumergir los palitos de pan en la mezcla.
5. Freír al aire libre durante 5 minutos.
6. Dale la vuelta y cocina otros 5 minutos.

Nutrición: Calorías: 134 kcal, Proteínas: 3,81 g, Grasas: 1,92 g, Carbohidratos: 24.17 g

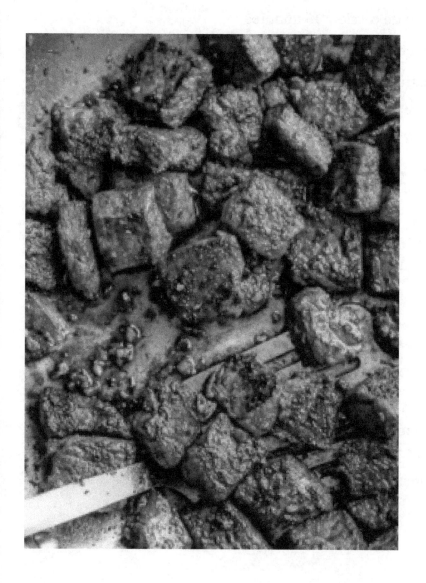

32. Bocados de carne de vacuno

Tiempo de preparación: 10 minutos

Tiempo de cocción: 15 minutos

Porciones: 4

Ingredientes:

- 1 cucharada de zumo de lima
- 2 cucharadas de aceite de aguacate
- 1 libra de carne para guisar, cortada en cubos
- 2 dientes de ajo picados
- 1 taza de caldo de carne

Direcciones:

1. Comience añadiendo el aceite y la carne a una sartén, y saltee durante 5 minutos.
2. Incorpore el resto de los ingredientes y mezcle bien
3. Cubrir la tapa de la olla y cocinar durante 30 minutos a fuego medio.
4. Sírvelo fresco y disfrútalo.

Nutrición: Calorías 142 Grasas totales 8,4 g Colesterol 743 mg Sodio 346 mg Carbohidratos totales 3,4 g Azúcar 1 g Fibra 0,8 g Proteínas 4,1 g

33. Edamame con ajo y chile

Tiempo de preparación: 5 minutos

Tiempo de cocción: 15 minutos

Porciones: 4

Ingredientes:

- Edamame - 1 libra
- Aceite de semillas de sésamo - 0,5 cucharadita
- Aceite de oliva virgen extra - 2 cucharadas
- Ajo picado - 3 dientes
- Pasta de chile - 2 cucharadas
- Pasta de dátiles - 1 cucharadita
- Sal marina - 1 cucharadita

Direcciones:

1. Pon una sartén grande a fuego medio-alto y espera a que se caliente antes de añadir el edamame. Deje que el edamame se cocine sin tocarlo hasta que los lados inferiores estén carbonizados y luego revuélvalos ligeramente. Deje que las vainas se cocinen de esta manera, hasta que ambos lados estén carbonizados y tiernos. Retira el edamame de la sartén y resérvalo.

2. Reduzca el fuego a medio y añada el ajo, dejando que se tueste durante unos treinta segundos. Añade el resto de los ingredientes, removiendo hasta que se combinen, y luego vuelve a añadir el edamame carbonizado.

Cocine el edamame en la salsa durante uno o dos minutos antes de retirarlo del fuego y servirlo caliente.

Nutrición: Calorías: 187 kcal, Proteínas: 13,16 g, Grasas: 9,7 g, Carbohidratos: 15.38 g

34. Pudín de chía con anacardos y cerezas

Tiempo de preparación: 10 minutos

Tiempo de cocción: 0 minutos

Porciones: 4

Ingredientes:

- 2 tazas de leche de almendras
- ½ taza de semillas de chía
- 1 cucharadita de extracto de vainilla
- ¼ de taza de jarabe de arce puro
- ½ taza de anacardos picados, divididos
- 1 taza de cerezas deshuesadas congeladas sin azúcar añadido, descongeladas, con el jugo reservado, dividido

Direcciones:

1. Combine la leche de almendras, las semillas de chía, la vainilla y el jarabe de arce en un bol. Remover para mezclar bien. Refrigere durante la noche.
2. Dividir la mezcla de leche de almendras en cuatro cuencos y servir con anacardos y cerezas por encima.

Nutrición: calorías: 271 grasa: 13,9g; proteínas: 7,1g; carbohidratos: 37,8g; fibra: 6,2g; azúcar: 25,0g; sodio: 83mg

35. Tarta de queso con nueces y lima

Tiempo de preparación: 10 minutos

Tiempo de cocción: 0 minutos

Porciones: 10

Ingredientes:

- 1 taza de copos de coco
- 20 onzas de queso mascarpone, a temperatura ambiente
- 1 ½ tazas de harina de nuez
- 1/2 taza de xilitol
- 3 cucharadas de zumo de lima

Direcciones:

1. Mezclar la harina de nuez, 1/4 de taza de xilitol y los copos de coco en un bol. Presione la corteza en un molde forrado con pergamino. Congele durante 30 minutos.
2. Ahora, bate el queso mascarpone con 1/4 de taza de xilitol con una batidora eléctrica.
3. Batir el zumo de lima; se puede añadir extracto de vainilla si se desea.
4. Vierta el relleno en la corteza preparada. Deja que se enfríe en la nevera durante unas 3 horas. Buen provecho!

Nutrición: Calorías: 296Grasas: 20gCarbohidratos: 6gProteínas: 21gFibra: 3,7g

36. Pastel de manzanas rellenas de nueces y especias

Tiempo de preparación: 10 minutos

Tiempo de cocción: 2 horas

Raciones: 5 manzanas

Ingredientes:

- 5 manzanas sin corazón
- ½ taza de agua
- ½ taza de nueces trituradas
- ¼ de cucharadita de clavo de olor molido
- 1 cucharadita de canela molida
- ¼ de cucharadita de cardamomo molido
- ½ cucharadita de jengibre molido
- ¼ de taza de aceite de coco derretido

Direcciones:

1. Pelar una fina tira de la parte superior de cada manzana.
2. Vierta el agua en la olla de cocción lenta y, a continuación, coloque las manzanas en la olla de cocción lenta, en posición vertical.
3. Combine el resto de los ingredientes en un tazón pequeño. Remover para mezclar bien.
4. Esparce la mezcla por encima de las manzanas, luego pon la tapa de la olla de cocción lenta y cocina a fuego alto durante 2 horas o hasta que las manzanas estén tiernas.

5. Dejar enfriar durante 15 minutos, luego sacar las manzanas de la olla de cocción lenta con cuidado y servirlas calientes.

Nutrición: (1 manzana) calorías: 216; grasa: 11,6g; proteínas: 0g; carbohidratos: 30,1g; fibra: 6,2g; azúcar: 21,9g; sodio: 0mg

37. Dip de melocotón

Tiempo de preparación: 10 minutos

Tiempo de cocción: 0 minutos

Raciones: 2

Ingredientes:

- ½ taza de yogur descremado
- 1 taza de melocotones picados
- Una pizca de canela en polvo
- Una pizca de nuez moscada molida

Direcciones:

1. En un bol, combinar el yogur con los melocotones, la canela y la nuez moscada.
2. Bata y divida en pequeños tazones y sirva.

Nutrición: Calorías: 165Grasa: 2gFibra: 3gCarbohidratos: 14gProteína: 13g

38. Bocaditos energéticos dorados sin hornear

Tiempo de preparación: 10 minutos

Tiempo de cocción: 0 minutos

Porciones: 16

Ingredientes:

- 1 taza de mantequilla de almendras
- ¾ de taza de copos de coco, sin endulzar
- 6 cucharadas de proteína en polvo
- 1 cucharadita de aceite de coco
- ½ cucharadita de jarabe de arce
- 2 cucharaditas de cúrcuma

Direcciones:

1. Combinar todas las fijaciones hasta que se forme una masa espesa en un bol.
2. Coloque la masa en un molde forrado con papel pergamino y extiéndala uniformemente.
3. Enfriar durante una hora para que cuaje. Retirar, y luego cortar en 16 piezas.

Nutrición: Calorías 376 Grasas totales 36g Grasas saturadas 5g Carbohidratos totales 9g Proteínas 6g Azúcares 5g Fibra: 2g

SOPA Y GUISADO

39. Guiso de berenjenas y garbanzos

Tiempo de preparación: 30 minutos

Tiempo de cocción: 15 minutos

Raciones: 2

Ingredientes:

- Berenjena, una pelada y cortada en cubos
- Pimienta negra, una cucharadita
- Garbanzos, lata de catorce onzas, escurrir y enjuagar
- Tomates, una lata de catorce onzas, escurridos
- Sal, media cucharadita
- Salsa picante, cualquier marca, una cucharada
- Romero, una cucharadita
- Tomillo, media cucharadita
- Aceite de oliva, tres cucharadas
- Ajo en polvo, dos cucharadas
- Cilantro, una cucharada
- Cebolla, una cortada en dados finos

Direcciones:

1. Freír la sal, la cebolla, la berenjena, el ajo y la pimienta en el aceite de oliva durante cinco minutos.

2. Verter los garbanzos, los tomates y la salsa picante; mezclar bien y cocer a fuego lento durante quince minutos.

Nutrición: Calorías 350, 12 gramos de proteína, 10 gramos de grasa, 16 gramos de carbohidratos

40. Sopa de pimientos rojos y tomate

Tiempo de preparación: 15 minutos

Tiempo de cocción: 45 minutos

Porciones: 4

Ingredientes:

- Pimientos rojos, dos, sin semillas y cortados en dados
- Pasta de tomate, dos cucharadas
- Tomate, tres, limpios y cortados en dados
- Pimentón, molido, media cucharadita
- Perejil fresco picado, un cuarto de taza
- Pimienta negra, una cucharadita
- Caldo de verduras, dos tazas
- Ajo picado, dos cucharadas
- Pimienta de cayena, un cuarto de cucharadita
- Condimento italiano, media cucharadita
- Aceite de oliva, tres cucharadas
- Cebolla, una mediana, cortada en cuartos
- Sal, media cucharadita

Direcciones:

1. Caliente el horno a 425. Utiliza un bol grande para mezclar el pimiento rojo, el ajo, los tomates y la cebolla, con la pimienta, la sal y el aceite de oliva. Extiende las verduras en una bandeja de horno forrada y hornea sin tapar durante cuarenta y cinco minutos.

2. Vierte el caldo de verduras en una olla y caliéntalo hasta que hierva, luego baja el fuego y añade las verduras asadas. Remover bien esta mezcla y cocer a fuego lento durante cinco minutos y servir.

Nutrición: Calorías 150, 14 gramos de carbohidratos, 4 gramos de proteínas, 4 gramos de grasa

41. Sopa de verduras de la Toscana

Tiempo de preparación: 15 minutos

Tiempo de cocción: 30 minutos

Porciones: 8

Ingredientes:

- Tomates, dos grandes cortados en dados pequeños
- Calabacín, uno mediano pelado y picado
- Apio, media taza picada
- Zanahoria, media taza picada
- Cebolla amarilla, una mediana picada
- Perejil fresco picado para decorar
- Aceite de oliva, tres cucharadas
- Sal, media cucharadita
- Ajo picado, dos cucharadas
- Pimienta negra, una cucharadita
- Caldo de verduras, seis tazas
- Albahaca, una cucharada de café picada fina
- Col rizada, dos tazas picadas
- Pasta de tomate, dos cucharadas

Direcciones:

1. En una sartén grande, freír el ajo y la cebolla en el aceite de oliva caliente. A continuación, añada el calabacín, el apio y las zanahorias y cocine durante diez minutos, removiendo con frecuencia. Añada la sal, la pimienta y los tomates, y cocine dos minutos más.

2. Verter el caldo de verduras y la pasta de tomate y hervir. Baje el fuego y deje que la mezcla se cocine a fuego lento durante quince minutos.

3. Poner la albahaca y el perejil, retirar la olla del fuego y dejar reposar la sopa durante diez minutos. Cubrir la sopa con perejil fresco y servir.

Nutrición en una taza: Calorías 225, 6 gramos de grasa, 17 gramos de proteína, 12 gramos de carbohidratos

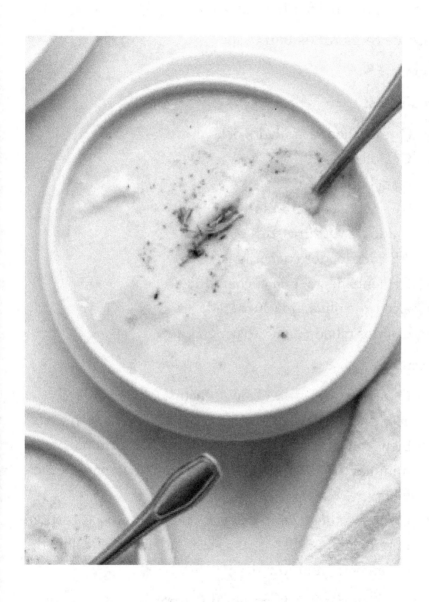

42. Sopa de coliflor con queso

Tiempo de preparación: 10 minutos

Tiempo de cocción: 20 minutos

Porciones: 6

Ingredientes:

- Queso Cheddar rallado, ocho onzas
- Chalote, uno
- Nata líquida, dos tazas
- Sal, media cucharadita
- Caldo de verduras, dos tazas
- Ajo picado, dos cucharadas
- Pimienta negra, una cucharadita
- Aceite de oliva, una cucharada
- Coliflor rallada, una cabeza grande

Direcciones:

1. Cocinar el ajo y la chalota en una olla grande con el aceite de oliva. Poner la coliflor en la olla y mezclar bien con el aceite de oliva y cocinar durante cinco minutos. Añadir el caldo de verduras y la nata líquida y hervir.

2. Cocinar a fuego lento durante cinco minutos. Incorpore la pimienta, la sal y el queso, removiendo suavemente durante un minuto y sirva.

Nutrición: Calorías 227, 9 gramos de carbohidratos, 10 gramos de proteínas, 16 gramos de grasa

43. Gumbo de pollo criollo

Tiempo de preparación: 20 minutos

Tiempo de cocción: 25 minutos

Porciones: 6

Ingredientes:

- Pollo cocido, una taza en dados
- Caldo de pollo, cuatro tazas
- Tomates guisados, cuatro latas normales
- Aceite de oliva, tres cucharadas
- Pimiento verde picado, media taza
- Okra, fresca, en trozos, una taza
- Sal, una cucharadita
- Pimienta negra, una cucharadita
- Perejil picado, dos cucharadas

Direcciones:

1. Cocinar el quimbombó, la cebolla y el pimiento verde durante diez minutos en el aceite de oliva. Añadir los tomates y el caldo y hervir durante quince minutos. Añadir el pollo y el perejil, remover bien y servir.

Nutrición: Calorías 227, 19 gramos de carbohidratos, 3 gramos de grasa, 6 gramos de proteína

44. Chili de quinoa

Tiempo de preparación: 10 minutos

Tiempo de cocción: 30 minutos

Porciones:

Ingredientes:

- Quinoa, una taza cocida
- Alubias rojas, una lata enjuagada
- Aceite, una cucharada
- Frijoles negros, una lata enjuagada
- Cilantro fresco picado, tres cucharadas
- Aguacate, uno pelado y en rodajas finas
- Pimienta negra, una cucharadita
- Ajo, tres dientes picados
- Cebolla, una pequeña cortada en dados
- Sal, una cucharadita
- Tomates en dados, una lata
- Salsa de tomate, una lata de quince onzas
- Chiles verdes, enlatados, cinco onzas
- Chili en polvo, una cucharada
- Comino molido, dos cucharaditas
- Pimentón, una cucharadita
- Pimienta de cayena, media cucharadita
- Maíz congelado, un paquete descongelado

Direcciones:

1. Cocinar la cebolla y el ajo en aceite durante tres minutos. Agregue la quinua, el pimentón, la pimienta de cayena, el chile en polvo, el comino, la salsa de

tomate, los chiles verdes, los tomates y dos tazas de agua.

2. Sazone con pimienta y sal y cocine a fuego lento durante treinta minutos. Agregue el maíz, el cilantro y los frijoles y caliente durante cinco minutos.

Nutrición: Calorías 337, 64 gramos de carbohidratos, 12 gramos de fibra, 17 gramos de proteínas, 3 gramos de grasa

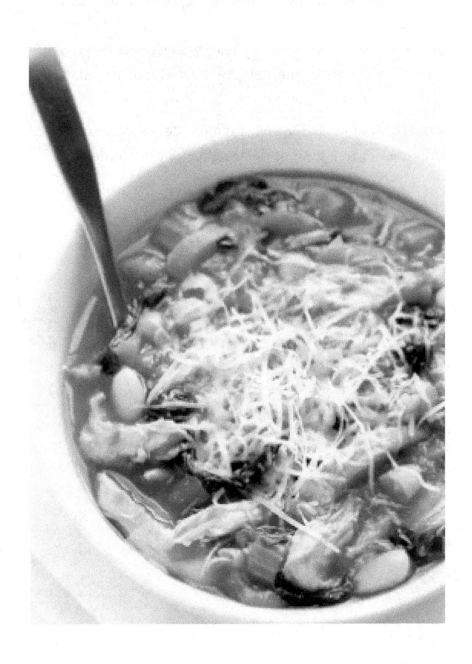

45. Guiso de pollo con tomate y albahaca

Tiempo de preparación: 15 minutos

Tiempo de cocción: 30 minutos

Porciones: 4

Ingredientes:

- Pollo, tres tazas en dados cocidos
- Copos de pimienta roja triturados, un cuarto de cucharadita
- Albahaca fresca picada, un cuarto de taza
- Tomates enteros enlatados, dos latas de veintiocho onzas con jugo
- Pimienta negra, una cucharadita
- Alubias blancas, una lata enjuagada
- Sal, una cucharadita
- Aceite de oliva, una cucharada
- Cebolla, una pequeña picada
- Zanahorias, dos, peladas y cortadas en dados
- Apio, dos tallos cortados en dados
- Ajo, cuatro dientes picados
- Espinacas pequeñas, dos tazas

Direcciones:

1. Caliente el aceite en una olla grande y añada las zanahorias, el apio y la cebolla y cocine durante diez minutos. Añadir el ajo y cocinar durante dos minutos.

2. Añadir el resto de los ingredientes y remover bien. Hervir la mezcla y, a continuación, cocer a fuego lento durante quince minutos y servir.

Nutrición: Calorías 330, 24 gramos de carbohidratos, 7 gramos de fibra, 28 gramos de proteínas, 15 gramos de grasa

46. Minestrone

Tiempo de preparación: 20 minutos

Tiempo de cocción: 1 hora

Porciones: 8

Ingredientes:

- Queso parmesano o romano, un cuarto de taza rallado
- Pimienta negra, una cucharadita
- Espinacas frescas, baby, cuatro tazas
- Albahaca, media cucharadita
- Calabaza, una amarilla mediana, en rodajas finas
- Calabacín, uno mediano, en rodajas finas
- Zanahorias, media taza en dados
- Ajo picado, cuatro cucharadas
- Cebolla blanca, una pequeña picada
- Cáscaras de pasta, integral, pequeña, una taza
- Orégano, dos cucharaditas
- Agua, dos tazas
- Caldo de verduras, cuatro tazas
- Aceite de oliva, tres cucharadas
- Apio, media taza en rodajas finas
- Tomillo, un cuarto de cucharadita
- Perejil fresco picado, dos cucharadas
- Tomates cortados en dados, asados al fuego, una lata de catorce a quince onzas
- Sal, una cucharadita
- Alubias rojas, dos latas de quince onzas enjuagadas y escurridas

- Frijoles cannellini, dos latas de quince onzas enjuagar y escurrir

Direcciones:

1. Cocine el perejil, el apio, el calabacín, la calabaza, el ajo, las zanahorias y la cebolla en aceite de oliva caliente en una olla grande durante cinco minutos, removiendo a menudo.
2. Vierta el agua, los tomates cortados en dados, las alubias rojas, las hierbas, la sal, la pimienta, las alubias cannellini y el caldo y remueva bien para mezclar los sabores.
3. Hervir la mezcla, luego bajar el fuego y cocinar a fuego lento durante treinta minutos. Añada la pasta y las espinacas y cueza a fuego lento durante treinta minutos más. Mezclar con el queso rallado y servir inmediatamente.

Nutrición: Calorías 110, 17 gramos de carbohidratos, 4 gramos de fibra, 5 gramos de proteína, 1 gramos de grasa

47. Pasta Faggioli

Tiempo de preparación: 10 minutos

Tiempo de cocción: 1 hora y 30 minutos

Porciones: 8

Ingredientes:

- Pasta Ditalini, una libra, cocida según las instrucciones del paquete
- Queso parmesano rallado, un tercio de taza
- Ajo picado, dos cucharadas
- Cebolla, una, pelada y troceada
- Aceite de oliva, tres cucharadas
- Alubias marinas, una lata de quince onzas escurridas y enjuagadas
- Frijoles cannellini, una lata de quince onzas escurrida y enjuagada
- Sal, una cucharadita
- Orégano seco, una cucharadita y media
- Albahaca seca, una cucharadita y media
- Perejil, una cucharada
- Agua, seis tazas
- Salsa de tomate, una lata de veintinueve onzas

Direcciones:

1. Cocinar el ajo y la cebolla en una olla grande en el aceite de oliva durante cinco minutos.

2. Baje el fuego y añada el agua, las alubias blancas, los frijoles cannellini, el queso parmesano, el perejil, la sal, el orégano, la albahaca y la salsa de tomate, revuelva bien y cocine a fuego lento durante una hora. Añada la pasta cocida y cueza a fuego lento cinco minutos más.

Nutrición: Calorías 403, 68 gramos de carbohidratos, 8,4 gramos de fibra, 16,3 gramos de proteínas, 7,6 gramos de grasa

SMOOTHIES

48. Batido de pera y almendra

Tiempo de preparación: 10 minutos

Tiempo de cocción: 0 minutos

Porciones: 1

Ingredientes:

- 2-3 dátiles, opcional
- ¼ cucharadita de canela molida
- 1 cucharada de mantequilla de almendras sin sal
- ½ taza de leche de almendras
- ½ pera sin pepitas
- 1 plátano congelado

Direcciones:

1. Añade todos los ingredientes en una batidora.
2. Mezclar hasta que esté suave y cremoso.
3. Servir y disfrutar.

Nutrición: Calorías 341 Grasas totales 11g Grasas saturadas 0,8g Carbohidratos totales 62g Carbohidratos netos 53g Proteínas 6g Azúcar: 41g Fibra 9g

49. Batido de bayas y nueces

Tiempo de preparación: 10 minutos

Tiempo de cocción: 0 minutos

Porciones: 1

Ingredientes:

- 1 taza de mezcla de bayas congeladas
- ½ taza de leche de almendras
- ¼ de taza de anacardos crudos
- ¼ de taza de avena de cocción rápida
- 1 taza de lechuga romana envasada
- ¼ de taza de acelgas envasadas, picadas y sin tallos
- Cubitos de hielo o agua fría - opcional

Direcciones:

1. Añade todos los ingredientes en una batidora.
2. Mezclar hasta que esté suave y cremoso.
3. Servir y disfrutar.

Nutrición: Calorías 269 Grasas totales 10g Carbohidratos 43g Proteínas 6g Azúcar: 25g Fibra 7g Sodio 114mg

50. Batido de granada y aguacate

Tiempo de preparación: 10 minutos

Tiempo de cocción: 0 minutos

Porciones: 1

Ingredientes:

- ½ taza de espinacas
- ½ taza de hielo
- ½ cucharadita de extracto de vainilla
- ½ cucharada de miel
- ½ taza de zumo de granada
- ¼ de taza de yogur griego
- ½ aguacate pelado

Direcciones:

1. Añade todos los ingredientes en una batidora.
2. Mezclar hasta que esté suave y cremoso.
3. Servir y disfrutar.

Nutrición: Calorías 295 Grasas totales 15g Carbohidratos 36g Proteínas 7g Azúcar: 27g Fibra 7g Sodio 46mg Potasio 906mg

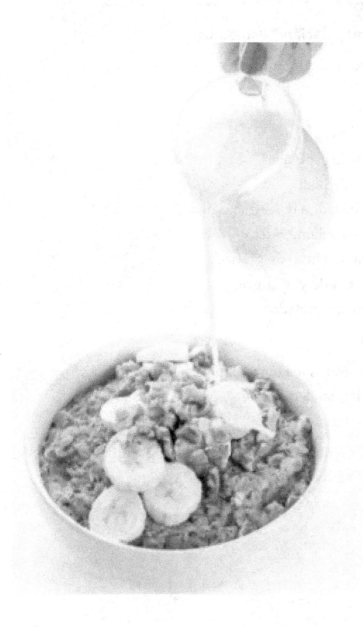

51. Batido de avena, semillas de lino y plátano

Tiempo de preparación: 10 minutos

Tiempo de cocción: 0 minutos

Porciones: 1

Ingredientes:

- ½ taza de hielo
- 1 cucharadita de miel
- 2 cucharaditas de semillas de lino
- ¼ de taza de copos de avena 100% integrales
- 1/2 taza de yogur griego natural
- ½ taza de leche de almendras
- ½ plátano pelado
- ¼ de taza de col rizada, rallada y sin tallos

Direcciones:

1. Añade todos los ingredientes en una batidora.
2. Mezclar hasta que esté suave y cremoso.
3. Servir y disfrutar.

Nutrición: Calorías 305 Grasas totales 10g Carbohidratos totales 54g Proteínas 11g Azúcar: 30g Fibra 8g Sodio 147mg

52. Batido de fresa

Tiempo de preparación: 5 minutos

Tiempo de cocción: 0 minutos

Raciones: 2

Ingredientes:

- 300 ml de yogur agrio
- 200 g de fresas congeladas
- 1 Plátano
- 2 cucharadas de azúcar moreno
- 3 Fresas

Direcciones:

1. Mezcla todo.
2. Servir con fresas.

Nutrición: Calorías: 371 kcal Carbohidratos: 51 g Grasas: 4,2 g Proteínas: 1,4 g

53. Batido de aguacate

Tiempo de preparación: 5 minutos

Tiempo de cocción: 0 minutos

Raciones: 2

Ingredientes:

- 1 aguacate grande (pelado)
- 1 taza de leche dorada
- 1/8 cucharada de extracto de vainilla
- 2 cucharadas de jarabe de arce
- Sal al gusto

Direcciones:

1. Mezcla todo.
2. Añade cubitos de hielo.

Nutrición: Calorías: 323,2 kcal Carbohidratos: 29,2 g Grasas: 25,1 g Proteínas: 5,1 g

CONCLUSIÓN:

Dieta antiinflamatoria le ayudará a evitar muchos de los problemas de salud relacionados con la inflamación. Se ha comprobado que si se consume una mayoría de alimentos antiinflamatorios, el riesgo de padecer diabetes, enfermedades cardíacas y cáncer disminuirá significativamente.

Los alimentos antiinflamatorios contienen una serie de compuestos clave que activan el mecanismo natural de curación del organismo. Los estudios de investigación han descubierto que el consumo de alimentos antiinflamatorios, como los tomates, el brócoli, el vino tinto y las coles de Bruselas, reduce el riesgo de enfermedades cardíacas en un 12% o más. Se han descubierto muchos otros beneficios para la salud gracias a estos alimentos.

Los efectos antiinflamatorios de los alimentos se deben a sus propiedades antioxidantes. Los antioxidantes pueden proteger contra el daño de los radicales libres y la inflamación del cuerpo. El mecanismo natural de curación del cuerpo funcionará mejor cuando se consuman alimentos que contengan antioxidantes.

Los efectos antiinflamatorios de los alimentos se explican por sus propiedades antioxidantes. Los antioxidantes protegen contra el daño de los radicales libres y la inflamación del cuerpo. Los antioxidantes son muy importantes para el organismo porque funcionan como mecanismo de defensa, desintoxicando los componentes celulares y protegiendo contra el daño oxidativo. Estos alimentos contienen antioxidantes que combaten los radicales libres, como el betacaroteno, la vitamina C y la grasa saludable conocida como ácido graso omega 3. Entre los alimentos que han demostrado reducir la inflamación se encuentran las bayas, el vino tinto, los tomates, el té verde, las bayas, el ajo y el aceite de oliva.

Hay una gran variedad de alimentos que presentan efectos antiinflamatorios. Los estudios de investigación han demostrado que estos alimentos aumentan la producción de glóbulos blancos que luchan contra la inflamación. Los glóbulos blancos pueden desempeñar un papel fundamental en la lucha contra las enfermedades al producir enzimas y anticuerpos que ayudan a destruir los tumores cancerosos o a curar una herida infectada.

Espero que estas recetas te ayuden a empezar una dieta antiinflamatoria. Si te gusta comer estos alimentos de forma habitual, te animo a que sigas haciéndolo. Seguro que disfrutarás de los beneficios para la salud que te aportarán estos alimentos.

CPSIA information can be obtained
at www.ICGtesting.com
Printed in the USA
BVHW041433290421
606134BV00009B/1608